儿童肺炎支原体肺炎治疗药物

百问百答

赵成松　王晓玲　李 明

主编

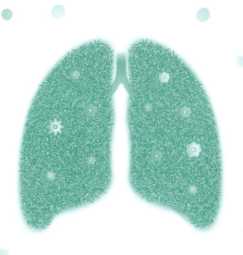

ERTONG FEIYAN ZHIYUANTI
FEIYAN ZHILIAO YAOWU
BAIWEN BAIDA

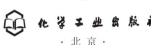

化学工业出版社

·北京·

内容简介

肺炎支原体是儿童呼吸道感染的常见病原体，具有周期性大流行的特点。本书汇集了国内约二十家三甲医院的知名儿科专家，聚焦儿童肺炎支原体肺炎药物治疗的常见问题展开介绍，凝结了临床（西医、中医）、药学（西药、中药）、护理、检验、感控等领域专家的智慧。针对当前一线医务人员关注的焦点，从肺炎支原体的微生物学知识、临床表现、药物治疗（包括抗菌药物、抗凝药物、退热药物、止咳化痰平喘药物、中医药等）、预防控制和生活护理等方面进行展开。

本书具有临床实用，多学科合作和药物治疗为主的内容特点，内容颇具启发性，适合儿科临床医师、临床药师等学习参考。

图书在版编目（CIP）数据

儿童肺炎支原体肺炎治疗药物百问百答 ／ 赵成松，王晓玲，李明主编． -- 北京 ：化学工业出版社，2025. 2. -- ISBN 978-7-122-46976-2

Ⅰ. R725.631.05-44

中国国家版本馆 CIP 数据核字第 2025RJ8240 号

责任编辑：陈燕杰　　　　　　　　文字编辑：李　悦
责任校对：李雨晴　　　　　　　　装帧设计：王晓宇

出版发行：化学工业出版社
　　　　　（北京市东城区青年湖南街 13 号　邮政编码 100011）
印　　装：三河市航远印刷有限公司
710mm×1000mm　1/16　印张 7　字数 55 千字
2025 年 3 月北京第 1 版第 1 次印刷

购书咨询：010-64518888　　　　售后服务：010-64518899
网　　址：http://www.cip.com.cn

本书编审人员

主　编　赵成松　首都医科大学附属北京儿童医院
　　　　王晓玲　首都医科大学附属北京儿童医院
　　　　李　明　昆明市儿童医院

副主编　刘小会　首都医科大学附属北京儿童医院
　　　　季　兴　南京医科大学附属儿童医院
　　　　周　密　苏州大学附属儿童医院
　　　　吴　越　深圳市儿童医院
　　　　范　峥　首都医科大学附属北京中医医院

编　委　岑菡婧　广州医科大学附属妇女儿童医疗中心
　　　　邓　毅　成都市妇女儿童中心医院
　　　　高春会　天津市儿童医院（天津大学儿童医院）
　　　　郭茂文　首都儿科研究所附属儿童医院
　　　　郭　鹏　首都医科大学附属北京儿童医院
　　　　黄凌斐　浙江大学医学院附属儿童医院
　　　　黄诗颖　上海儿童医学中心
　　　　李佳乐　广州医科大学附属妇女儿童医疗中心
　　　　李璐娟　大连市妇女儿童医疗中心（集团）
　　　　梁倩莹　广州医科大学附属妇女儿童医疗中心

林文兰　首都医科大学附属北京儿童医院

刘　芳　首都儿科研究所附属儿童医院

刘晓东　中国医科大学附属盛京医院

刘　莹　中日友好医院

沈安乐　上海儿童医学中心

舒　畅　华中科技大学同济医学院附属武汉儿童医院

孙　尧　南京医科大学附属儿童医院

陶兴茹　河南省儿童医院

王　舒　中国医科大学附属盛京医院

王　妍　天津市儿童医院（天津大学儿童医院）

王卓芸　安徽省儿童医院

吴　波　成都市妇女儿童中心医院

阳　兴　重庆医科大学附属儿童医院

杨　雅　重庆医科大学附属儿童医院

于菲菲　重庆医科大学附属儿童医院

张光莉　重庆医科大学附属儿童医院

张红盼　天津市儿童医院（天津大学儿童医院）

张艳菊　首都医科大学附属北京儿童医院

周　莉　火箭军特色医学中心

周鹏翔　北京大学第三医院

曾　娜　上海市儿童医院

主　审　刘丽宏　中日友好医院

　　　　宁永忠　北京市垂杨柳医院

感染性疾病是目前威胁儿童健康的重要因素，肺炎支原体作为儿童呼吸道感染的常见病原体，2023 年底在我国肺炎支原体感染大流行期间给社会和医疗机构带来极大的挑战。肺炎支原体感染具有周期性的特点，每 3～7 年会发生一次大规模流行。为充分做好准备，应对下一次肺炎支原体感染大流行，《儿童肺炎支原体肺炎治疗药物百问百答》应需而生！本书立足临床实际需求，以常见问题为切入点，将问题与答案紧密结合，全面涵盖了肺炎支原体的微生物学特性、临床表现、药物治疗、预防控制及生活护理等多个方面。在药物治疗方面，不仅详细阐述了抗菌药物、抗凝药物、退热药物、止咳化痰平喘药物等常用西药的使用，还深入探讨了中医药在肺炎支原体肺炎治疗中的应用，真正体现了中西医结合的诊疗理念。本书有以下特点：

1. 临床实用性。本书内容紧扣临床实际，针对性强，旨在为一线医务人员提供快速、准确的诊疗指导。

2. 多学科合作，药物治疗为主。本书汇聚了临床、药学、护理、检验、感控等领域的众多专家智慧，实现了跨学科的知识融合与协作。

3. 突出中西医结合。在药物治疗部分，本书既介绍了西医常用药物，又阐述了中医的诊疗方法与药物，为读者提供了更为全面的治疗选择。

4. 突出医患合作。本书不仅关注医务人员的诊疗需求，还注重普及相关知识，帮助患者及其家属更好地理解疾病，促进医患之间的沟通与合作。

本书体现了临床一线最关注的内容，可以作为临床实践的口袋书，方便医务人员在繁忙的工作中随时查阅。通过本书的普及与应用，不同学科医务人员将能够更好地理解彼此的工作，从而实现多学科合作，提高综合诊疗水平。衷心希望本书能为各位同行的临床工作提供便利，同时也期待本书能够构建一个多学科沟通、协作、共赢的平台。在此，我们诚挚感谢各位同行的关注与支持，并恳请大家在阅读过程中提出宝贵意见与建议，以便我们不断改进与完善。

编者
2025 年

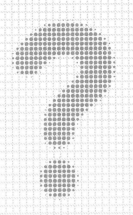

目录 CONTENTS

第一章　基础知识

第二章　西药治疗

第三章　中药治疗

第四章　预防与护理

参考文献

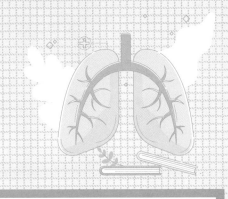

第一章

基础知识

肺炎支原体是何种病原体？

肺炎支原体（*Mycoplasma pneumoniae*，MP）是一种常见的病原微生物，主要引起人类呼吸道感染，尤其以儿童和青少年为主。MP 属于柔膜体纲支原体科支原体属，是能够进行自我复制的、有能力在体外不依靠活体细胞而生存的最小微生物。MP 长 $0.3\sim0.5\mu m$，宽 $0.1\sim0.2\mu m$，无细胞壁，仅有细胞膜，革兰染色阴性，是一种特殊的细菌。

肺炎支原体肺炎患儿是否有年龄分布？

儿童属于肺炎支原体易感人群。肺炎支原体引起儿童社区获得性肺炎的比例因年龄而异，肺炎支原体感染常见于学龄前期和学龄期儿童，致病率在社区获得性肺炎中的占比随着年龄增长而增加。肺炎支原体感染儿童常检出其他病原体，其中病毒 - 肺炎支原体共感染多见于 5 岁以下儿童，细菌 - 肺炎支原体共感染多见于年长儿。

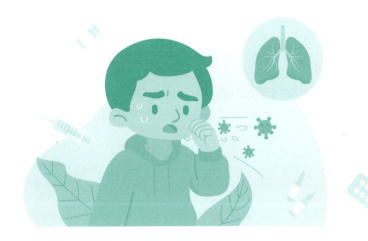

新生儿肺炎支原体肺炎占新生儿下呼吸道感染的 6.7%～10%，临床症状通常不典型，进展快，易漏诊或误诊。

成年人可以感染肺炎支原体吗？

肺炎支原体是社区获得性肺炎最常见的病原体之一。既可以感染儿童也可以感染成年人。随着肺炎支原体肺炎在社区获得性肺炎中的占比越来越高，成年人肺炎支原体肺炎占比也呈明显的上升趋势。一项研究显示，在成人社区获得性肺炎中，肺炎支原体是占比最高的病原体，约为 15%。

肺炎支原体如何进行传播？

肺炎支原体在人与人近距离接触过程中通过具有传染性的呼吸道飞沫实现人际传播。据报道，在医院、军事基地、大学、夏令营中发生过相关的疫情。如亲属密切接触传播，在家庭调查研究中，大约30%的家庭接触者会患上肺炎。另外，肺炎支原体也可以通过气溶胶传播。肺炎支原体暴露后的潜伏期通常为1～3周，潜伏期至症状缓解数周均有传染性，这可能会导致肺炎支原体感染的长时间暴发。

儿童肺炎支原体感染主要有哪些临床表现？

肺炎支原体感染通常是轻度和自限性的，但必须意识到每个年龄段的患儿都可能出现重症肺炎或肺外表现，主要包括以下情况：

（1）无症状携带患儿，但无症状不等于不传染；

（2）类似于上呼吸道感染的非特异性呼吸道疾病（如非化脓性

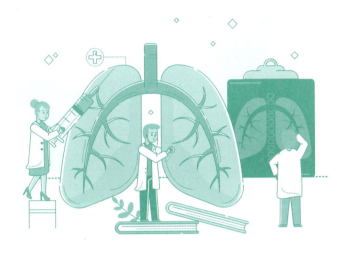

咽痛、流涕、头痛、耳痛、咳嗽等）；

（3）肺炎。肺炎是学龄期儿童肺炎支原体感染最常见的临床表现。肺炎支原体肺炎患儿中常见的症状与体征包括发热、咳嗽、呼吸困难、乏力、头痛、咽痛、听诊异常等；其他肺外表现如心脏损伤，肝脏损伤、黏膜皮肤损伤、中枢神经系统受累、高凝状态甚至血栓，与肺炎支原体直接局部作用以及间接免疫效应有关。

儿童肺炎支原体肺炎的咳嗽症状会持续多久？

肺炎支原体肺炎的症状和体征随疾病所处阶段的不同而变化。

大约 25% 受感染的学龄儿童在出现症状体征后数天，发展为肺炎并伴有咳嗽和啰音，咳嗽最初是干咳，逐渐分泌痰液，通常持续 3～4 周。有研究报道称，在有聚合酶链反应（polymerase chain reaction，PCR）证据和经胸片确诊的肺炎支原体肺炎患儿中，85%～96% 的患儿会出现咳嗽，甚至咳嗽可能持续数周至数月。

肺炎支原体肺炎后短期内是否会二次感染？

肺炎支原体感染的自然免疫通常是短暂的，并且在临床症状消退后的不同时期内，病原体会继续脱落。此外，通常用于治疗支原体感染的大环内酯类和四环素类抗菌药物是抑菌剂，因此可能有助于延长携带时间。肺炎支原体感染后部分患儿咽部带菌时间可长达 5 个月，故患儿在免疫力低下时可出现反复感染。同时，家庭成员或学校中有其他带菌者也可导致重复感染。有研究显示，在 583 例患儿中，肺炎支原体感染在 6 个月以上复发阳性率为 45.80%，其中感染复发患儿与家庭成员肺炎支原体感染存在显著相关性。

肺炎支原体肺炎的病原学诊断方法有哪些？

肺炎支原体无法通过光学显微镜观察到，它不会在液体培养基中产生可见的浊度。为了获得生长的视觉确认，肺炎支原体培养需要专门的培养基。临床常用的肺炎支原体诊断方法包括分子生物学方法、培养方法、抗体检测。具体包括：

（1）分子生物学方法　PCR、多重 PCR、第二代测序和第三代测序技术。

（2）培养方法　在人工培养基上分离鉴定，确定肺炎支原体菌种。本法是有一定难度的一种实验室检查。

（3）抗体检测　国内有不同的抗体检测方法，针对静脉血、末梢血，可以依据指南进行应用。国际上还有抗原检查（感染后 7 天内可能阳性），国内开展的不多。另外，冷凝集试验阳性时，往往也会考虑支原体感染。但冷凝集试验对病原学诊断的意义不大（敏感性、特异性、阳性预测值都较低）。

9

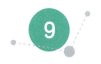

肺炎支原体肺炎微生物学检查结果如何解读？

微生物学检查结果的解读，一定要综合多种检查结果（如不同的支原体检查、影像学等），并结合临床（临床表现、治疗效果等）分析。

（1）分子生物学方法具有高灵敏度、特异性，能够快速得出结果，可以同时检测耐药基因，但分子诊断需要专门的设备和场地，价格也较高。同时，由于人体呼吸道可以存在肺炎支原体携带的情况，即便检出也不能等同于实际发生感染。另外，分子生物学检查的是核酸，而感染人的是肺炎支原体作为微生物的整体。核酸阳性，不必然意味着支原体本身阳性，更不必然意味着感染。分子生物学检查也可以用于呼吸道之外的标本，但实际应用较少。

（2）培养的方法耗时且缓慢（可能需要数周的时间才能获得分离株），并且需要专用培养基，对于检验人员的专业知识要求高，假阴性可能性较大。但培养阳性，可以进一步完成体外药敏试验，对临床用药有辅助作用。对于气道分泌物而言，培养阳性意味着在气道中有肺炎支原体作为微生物整体的存在，但不必然是感染。

（3）抗体检测（血清学方法）临床采用较普遍。合理的理念是：

血清学检查是 PCR 的辅助检查，或在无法进行 PCR 时作为替代检查。而且，血清学检查特异性相对较差，加上肺炎支原体感染发生后肺炎支原体 IgM 和 IgG 的阳性常需要数天才能检测到，可能会造成诊断的延误。一般而言，IgM 抗体滴度在感染后 7～9 日开始升高，3～6 周时达高峰，持续数月。IgG 抗体滴度开始上升及达高峰的时间比 IgM 抗体晚大约 2 周，持续数年。在病程早期，肺炎支原体 IgM 和 IgG 抗体可能均为阴性。《儿童肺炎支原体肺炎诊疗指南（2023 年版）》中，以单份血清 MP 抗体滴度≥1∶160（PA 法）、病程中双份血清 MP 抗体滴度上升 4 倍及以上作为诊断标准。这可能导致临床上重复送检，增加了使用的不便。

肺炎支原体感染的重症预警指标有哪些？

以下指标提示肺炎支原体肺炎患儿有发展为重症和危重症的风险：

（1）治疗后 72h 持续高热（≥39℃）不退；

（2）存在感染中毒症状；

（3）病情和影像学进展迅速，多肺叶浸润；

（4）C反应蛋白（C-reactive protein，CRP）、乳酸脱氢酶（lactate dehydrogenase，LDH）、D- 二聚体、丙氨酸氨基转移酶（alanine aminotransferase，ALT）明显升高，出现的时间越早病情越重；

（5）治疗后低氧血症和呼吸困难难以缓解或进展；

（6）存在基础疾病，包括哮喘和原发性免疫缺陷病等疾病；

（7）大环内酯类抗菌药物治疗延迟。

肺炎支原体肺炎患儿什么情况下需要复查胸部影像学？

大多数经治疗后迅速出现临床缓解的患儿无需复查胸部影像学，原因是影像学改善比临床改善滞后。对于无症状、无并发症的患儿，随访时无需做影像学检查。在开始抗菌药物治疗后48～72小时内，未表现出临床改善和症状进展或临床恶化是进行胸部影像学检查的指征。复发性肺炎、症状持续、重度肺不张或浸润灶位置异常的患儿，在完成治疗后2～4周〔PIDS/IDSA（Pediatric Infectious Diseases Society and the Infectious Diseases Society of

America）指南建议 4～6 周] 随访影像学检查有助于评估是否为其他疾病或合并症。

儿童肺炎支原体肺炎的治疗场所宜在哪里？

轻症的儿童肺炎支原体肺炎可以在门诊进行诊断，诊断明确后视情况家中口服药物治疗，并由基层医院进行后续管理，但须警惕病情进展患儿。如果药物治疗 48 小时无效、高热不退，或病情恶化出现精神食欲明显变差、呼吸急促、发绀等情况，及时向上级医院转诊治疗。重症肺炎支原体肺炎应及时收住院规范治疗，减少后遗症的发生。

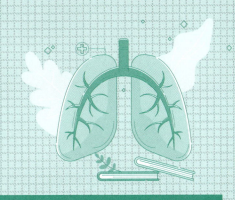

第二章

西药治疗

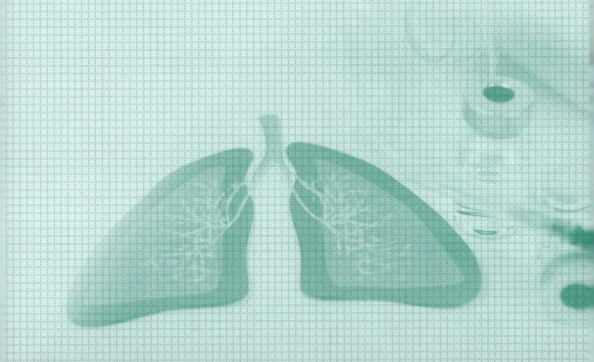

儿童肺炎支原体肺炎药物治疗的基本原则是什么？

根据病情的严重程度和患儿的具体情况进行治疗。

（1）轻症肺炎支原体肺炎患儿一般无需住院治疗，能居家治疗者可居家治疗，一方面减少交叉感染，另一方面避免过度门诊静脉治疗。

（2）密切观察病情变化，及早识别重症病例，并收住院给予静脉药物治疗。病原未明确前可经验性采取联合治疗方案，如后续治疗未获得其他病原感染的证据，及时调整治疗方案，病情稳定后调整为口服序贯治疗。

（3）重症中有后遗症发生风险者，需每日评价药物治疗的有效性并及时调整治疗方案，防止后遗症发生。

儿童肺炎支原体肺炎治疗用抗菌药物有哪些？

由于肺炎支原体没有细胞壁结构，因此作用于细胞壁的抗菌药物，如青霉素类、头孢菌素类、碳青霉烯类等抗菌药物均对肺炎支原体无效。

大环内酯类抗菌药物是治疗儿童肺炎支原体肺炎的一线药物，包括红霉素、阿奇霉素、克拉霉素等。

四环素类抗菌药物可引起牙齿黄染及牙釉质发育不良，8岁以下患儿权衡利弊后谨慎使用，代表药物包括米诺环素、多西环素。目前证据显示多西环素对8岁以下儿童牙齿黄染的风险在四环素类药物中最低。

由于喹诺酮类抗菌药物可能对骨骼发育产生影响，应避免用于18岁以下的儿童，代表药物包括左氧氟沙星、莫西沙星等。日本上市药物妥舒沙星（也称托氟沙星）可以用于全年龄段儿童，通过上市后自发报告持续收集药物不良反应信息显示，约有1079万应用妥舒沙星儿童患者，其中36例出现关节症状，且基本均为轻度。

肺炎支原体肺炎密切接触者需要进行抗菌药物预防治疗吗？

国外研究显示对密切接触者使用四环素或者阿奇霉素预防已被证明可限制家庭和机构暴发中肺炎支原体的传播。但不建议常规对无症状接触者进行抗菌药物预防，因为大多数继发性疾病是轻度和自限性的。对肺炎支原体严重疾病风险增加的人群，可考虑使用大环内酯类或四环素类抗菌药物进行预防，例如镰状细胞贫血患儿与肺炎支原体急性感染患者有密切接触。此外，中国肺炎支原体对阿奇霉素高度耐药，是否具有预防作用还需要进一步的研究。

肺炎支原体对大环内酯类药物的耐药形势怎样？

全球范围内肺炎支原体对大环内酯类耐药率存在显著差异，其在中东亚地区的耐药程度较高。近二十年，中国肺炎支原体大环内酯类的耐药率处于70%～86%之间；其中2012～2014年耐药率最高，为86%，而2018～2020年下降至77%。韩国则呈显著上升趋势，从2008年以前的4%上升至78%。在欧洲大环内酯类耐药率大约为3%，其中英格兰地区和苏格兰地区耐药率较高分别为9.3%和19%。北美洲和大洋洲，耐药率分别为8.6%和3.3%。研究显示，肺炎支原体对大环内酯类抗菌药物耐药机制主要为23S rRNA基因2063、2064或2617位点等碱基突变，其中A2063G是导致大环内酯耐药的主要突变，全球突变发生率为96%。在亚洲，A2063G突变的发生率为91%～100%。在中国，耐大环内酯类肺炎支原体A2063G突变率也大于90%，部分地区达到99%。而在欧洲和北美，突变发生率分别为40%～100%和60%～91%。

大环内酯类抗菌药物红霉素、阿奇霉素、克拉霉素药代动力学有哪些差异？

大环内酯类抗菌药物属于时间依赖性抗菌药物，阿奇霉素和克拉霉素酸稳定性比红霉素更好，酯化衍生物可以增加口服吸收如环酯红霉素。阿奇霉素血清半衰期更长，且更易渗透进组织和细胞内（表2-1）。

表 2-1　大环内酯类药物的药代动力学差异

药代动力学参数	红霉素	克拉霉素	阿奇霉素
给药剂型	口服 / 静脉	口服	口服 / 静脉
蛋白结合率 /%	70 ～ 90	65 ～ 70	7 ～ 51
血浆半衰期 /h	2 ～ 4	5 ～ 7	约 68
肾排泄 /%	2 ～ 5	约 36	6 ～ 14
胆汁排泄（胆汁 / 血药浓度 %）	1000 ～ 4000	约 7000	高
脑脊液 / 血药浓度比 /%	2 ～ 13	—	难
乳汁 /%	50	少量	—
组织分布	除脑脊液和脑组织外，广泛分布于组织和体液中，肝、胆汁、脾中浓度最高，痰和支气管分泌物中浓度也较高。痰中与血药浓度相仿	除中枢神经系统外的组织内浓度比循环系统高数倍。肝、肺中浓度最高，组织浓度为血浆的 10 ～ 20 倍	分布广泛，组织浓度高出血药浓度 10 ～ 100 倍

红霉素、阿奇霉素、克拉霉素是否可以与食物同服？

药物能否与食物同服，主要是考虑食物是否影响药物的吸收过程，从而进一步影响疗效。因为儿童可以选择的抗菌药物品种有限，当无其他品种可以使用时，为减轻胃肠道反应与食物同服也是备选方案。

（1）红霉素　为获得较高血药浓度，红霉素需空腹与水同服。但本药肠溶制剂与食物同服，其血药浓度仍高于最低抑菌浓度。环酯红霉素建议空腹服用（餐前或餐后 3h 服用）。

（2）阿奇霉素　食物可降低阿奇霉素的吸收。最好在餐前 1h 或餐后 2h 服用，但部分厂家的片剂和干混悬剂允许与食物同服，具体用法可参照药品说明书。建议如果存在胃肠道不良反应，可考虑与食物同服。

（3）克拉霉素　常释制剂可空腹服用，也可与食物或牛奶同服。缓释片、缓释胶囊应与食物同服，且不得压碎或咀嚼。

儿童静脉滴注红霉素时有哪些注意事项?

应用红霉素静脉制剂时需要注意以下事项:

(1)静脉药物配置 先加灭菌注射用水 10mL 至 0.5g 乳糖酸红霉素粉针瓶中或加 20mL 灭菌注射用水至 1g 乳糖酸红霉素粉针瓶中,用力振摇至溶解。不可直接用生理盐水或其他含无机离子的溶液复溶,氯化钠注射液中含有大量的氯离子,置换乳酸根离子,结合后在水中生成溶解度比乳糖酸红霉素溶解度小 5 倍的盐酸红霉素而沉淀。

(2)复溶后加入到 0.9% 氯化钠注射液或其他电解质溶液中稀释后使用,如使用 5% 葡萄糖注射液,须每 100mL 加入 4% 碳酸氢钠溶液 1mL 调节 pH 值,减少红霉素在溶剂中降解。为减少护士操作,如患儿不限盐的同时不需要补充能量,建议优先选择 0.9% 氯化钠注射液作为溶剂。

(3)最终配置溶度 说明书及专业书籍中提及配置浓度范围为 1‰~5‰(1~5mg/mL)。12 家儿童医院调查中,红霉素浓度为 1mg/mL(5 家)、1~2mg/mL(1 家)、1~3mg/mL(1 家)、1~5mg/mL(1 家),4 家无红霉素静脉制剂。静脉滴注速度应足够慢,以减少静脉刺激性和注射部位疼痛。

（4）配置后保存　建议现配现用。如有特殊情况造成延时输注，最终稀释液应在 8h 内完成给药。

儿童静脉滴注阿奇霉素时有哪些注意事项？

应用阿奇霉素静脉制剂时需要注意以下事项：

（1）阿奇霉素注射剂不应静脉注射或肌内注射。本药粉针剂先用适量注射用水配制成浓度为 100mg/mL 的溶液，可于 30℃以下保存 24h。然后用溶剂 [0.9% 氯化钠注射液、0.45% 氯化钠注射液、5% 葡萄糖注射液、乳酸钠林格注射液、5% 葡萄糖加 0.45% 氯化钠注射液（含 20mmol/L 的氯化钾）、5% 葡萄糖加乳酸钠林格注射液、5% 葡萄糖加 0.3% 氯化钠注射液] 稀释。

（2）最终稀释浓度为 1～2mg/mL，滴注时间不少于 60min。稀释后建议现配现用，30℃以下保存 24h。随机对照试验（120 名儿童）显示输注时间延长与疗效增加相关（$P = 0.005$），但不良反应发生率同时增加（$P < 0.05$）。缩短输注时间可改善患者依从性（$P < 0.05$）。一方面，如果输注速度过快，可能会导致短时间内血

容量迅速增加并增加心脏前负荷。另一方面，缩短输注时间可以改善依从性，并减少输注部位疼痛或静脉炎的风险。

肺炎支原体肺炎患儿应用大环内酯类药物时需注意监测哪些不良反应？

使用大环内酯类药物时，需要重点监测消化系统如腹痛、腹泻、恶心、呕吐、肝功能受损等不良反应。药物导致肝损伤的发生率：克拉霉素≥红霉素＞阿奇霉素。还需监测心血管系统（如心电图显示 QT 间期延长、心律失常）、免疫系统（如急性超敏反应）等不良反应，静脉使用需关注静脉炎的发生。

肺炎支原体肺炎患儿输注红霉素或者阿奇霉素时出现腹痛如何处理？

阿奇霉素的耐受性优于红霉素，与阿奇霉素相关的胃肠道不良反应发生率（9.6%）明显低于与红霉素相关的胃肠道不良反应（28.5%）。部分原因在于前者更稳定，降解过程中不会形成脱水半缩酮产物，该物质可能引起红霉素的部分胃肠道不良反应。然而，阿奇霉素静脉制剂也会引起胃肠道不良反应，包括恶心（4%～7%）、呕吐（1.4%）、腹泻（4%～9%）和腹痛（2%～3%），是停药的常见原因，可能与该药对胃动素受体有剂量相关性效应、刺激乙酰胆碱的释放、增加胃肠道平滑肌运动有关。患者一般情况下慢速滴注能够耐受上述胃肠道不良反应，完成整个疗程。如果不能耐受，可尝试减慢滴速或换用其他药物，如克拉霉素。

肺炎支原体肺炎患儿合并听力异常是否可以使用大环内酯类药物？

大环内酯类药物国内药品说明书中的"不良反应"项内收载了引起听力损失的报告。美国食品药品监督管理局（Food and Drug Administration，FDA）数据库显示 2 例与大环内酯类药物有关的听力损失；澳大利亚药品数据库显示感觉神经性耳聋、耳毒性、听觉减退，其中 102 例与红霉素相关的病例，14 例与阿奇霉素相关，7 例与克拉霉素有关，15 例与罗红霉素有关；世界卫生组织国际药物监测合作中心数据库显示药物导致的感觉神经性耳聋、耳毒性、听觉减退、突发性听力损失、听力障碍：红霉素 689 例，阿奇霉素 675 例，克拉霉素 345 例，罗红霉素 41 例，替利霉素 10 例，交沙霉素 1 例。

一项系统综述显示 78 例听力学证实的感音神经性听力损失病例归因于大环内酯类药物的使用。感音神经性听力损失病最常见的是在症状出现后立即停用大环内酯是可逆的，通常在 1～8 天内恢复，但最长可达 14 个月。其中 6 例不可逆，其中不可逆的病例存在基础疾病、超剂量使用、合并使用耳毒性药物的情况。

一项 Meta 分析研究认为大环内酯类药物的使用与听力损失的关联性没有统计学意义，但是与其他抗菌药物或安慰剂相比，使用大环内酯类药物出现听力损失的发生率更高。如果较长时间和（或）更高剂量使用大环内酯类药物需要注意可能引起听力损失。大环内酯类药物对肾功能受损的患者可能有更显著的耳毒性作用。

因此，听力异常患儿如果有可替代药物，建议优先选择其他类抗菌药物。如果必须使用大环内酯类药物，要注意在正常的用法用量下尽量缩短使用时长，并避免与其他耳毒性药物联合使用。

肺炎支原体肺炎患儿合并心脏疾病是否可以使用大环内酯类药物？

大环内酯类药物如阿奇霉素、克拉霉素、红霉素和罗红霉素可引起心室复极化和 QT 间期延长，从而引起心律失常和尖端扭转型室性心动过速的风险。因此以下人群属于高危人群。

（1）有冠状动脉疾病、重度心功能不全、传导紊乱或有临床意义的心动过缓患者；

（2）已知有 QT 间期延长、尖端扭转型室性心动过速病史、先天性长 QT 间期综合征、缓慢性心律失常或失代偿性心力衰竭的患者；

（3）服用已知可延长 QT 间期药物的患者（如抗精神病药物、抗抑郁药物和氟喹诺酮类药物治疗的患者）；

（4）处于致心律失常状态的患者，如未纠正的低钾血症或低镁血症以及正在接受 I$_a$ 型（奎尼丁、普鲁卡因胺）和 III 型（多非利特、胺碘酮、索他洛尔）抗心律失常药物治疗的患者。

以上患者属于高危人群，需要考虑致命性 QT 间期延长的风险。需要权衡利弊后使用并进行密切的监测。

对于先天性心脏病患儿，应谨慎使用大环内酯类药物，并应定期监测心电图的变化。引起 QT 间期延长的因素包括代谢紊乱如低钾、低镁、低钙等；雄激素治疗、利尿治疗等；可能的药物因素包括高风险药物胺碘酮、氯丙嗪，中风险药物包括伏立康唑、氟康唑、奥氮平、多潘立酮、普罗帕酮等。对于有心脏基础疾病的患儿，在使用大环内酯类药物时，应注意相关风险因素。

肺炎支原体肺炎患儿使用阿奇霉素时需要注意哪些药物相互作用？

阿奇霉素与肺炎支原体肺炎常规治疗药物之间不存在需要特殊关注的药物相互作用，与免疫抑制剂、P 糖蛋白抑制剂、华法林、地高辛等药物存在药物相互作用，建议有基础疾病患儿合并用药时申请药学会诊或咨询专科药师。使用 "Lexicomp® Drug Interactions" 数据库对阿奇霉素相关药物相互作用进行检索，表 2-2 对部分药物的分级进行了总结。

表2-2　药物间相互作用分级

药品	分级	处置
麦角胺、双氢麦角碱	X级	禁止联合应用
西罗莫司	X级	禁止联合应用
特非那定	D级	联合应用增加QT间期延长风险，可考虑替代方案。如果需要使用，应监测QT间期延长和心律失常
多潘立酮	D级	联合应用增加QT间期延长风险，可考虑替代方案。如果需要使用，应监测QT间期延长和心律失常
奈非那韦	C级	如果与奈非那韦合用，应监测阿奇霉素的不良反应（包括肝酶异常和听力障碍）是否增加
华法林	C级	华法林在与大环内酯类抗菌药物联合给药期间，监测抗凝作用（如INR、出血体征/症状）是否增加
地高辛	C级	需要监测强心苷的血清浓度和毒性作用（如胃肠道不适、虚弱、头晕、心律失常）的增加

续表

药品	分级	处置
羟氯喹	C 级	可能增加羟氯喹的心脏不良反应
环孢素	C 级	可能会提高环孢素的血清药物浓度
他克莫司	C 级	可能会增加他克莫司的血清药物浓度

注：X 级，禁止合用；D 级，考虑治疗方案调整；C 级，监护下治疗；B 级，无需关注；A 级，无已知相互作用。

肺炎支原体耐药位点检测阳性，还能使用大环内酯类进行肺炎支原体治疗吗？

肺炎支原体耐药位点的基因检测（PCR 法或测序法）不能等同于肺炎支原体培养及药敏试验。确定 MP 耐药的标准方法是使用固体培养阳性的菌落进行抗菌药物最低抑菌浓度测定，这在临床实践中很难开展，且肺炎支原体感染有自限性。目前在临床上，通过测定上述位点突变判断耐药与否，但所检测的耐药状况与临床疗效并不完全一致，临床结局可能还与大环内酯类药物的免疫调节作用以及病程自限等因素有关。临床应当更多关注患者对于大环内酯类药物治疗后的临床效果，来决定是否更换其他抗菌药物，而不是完全根据肺炎支原体耐药位点检测结果。确诊为 MPP，并且大环内酯类单药治疗效果不佳，则要考虑为耐药因素。

肺炎支原体阿奇霉素耐药，其他大环内酯类药物是否同样耐药？

目前研究发现，肺炎支原体基因组序列中 23S rRNA 结构域点突变是导致其对大环内酯类耐药的主要原因。该结构域是肺炎支原体与大环内酯类药物直接结合的位点，碱基点突变可导致大环内酯类药物与核糖体亲和力下降而引起耐药，其中以 A2063G 和 A2064G 位点突变最为常见。A2063G 和 A2064G 突变对 14 元（代表药物：红霉素、克拉霉素）和 15 元（代表药物：阿奇霉素）大环内酯类药物呈高水平耐药，A2063G 突变对 16 元（代表药物：吉他霉素）大环内酯类药物呈中等水平耐药。因此，对阿奇霉素耐药的肺炎支原体很可能对其他大环内酯类药物也呈耐药。所以阿奇霉素疗效不佳时不建议调整为红霉素或者克拉霉素，可能需要换用其他类别抗菌药物。

儿童明确肺炎支原体感染应用大环内酯类药物疗效不佳时，需要考虑哪些因素？

患儿确诊为 MP 感染，使用大环内酯类抗菌药物正规治疗 3 天以上，仍然疗效不佳时，需要考虑是否为大环内酯耐药的肺炎支原体、是否为宿主的过度免疫反应导致病情加重、是否合并其他感染（细菌或病毒）或出现其他并发症等情况。

如何判断大环内酯类抗菌药物治疗疗效不佳，需要更换其他治疗方案？

肺炎支原体肺炎（MPP）患儿经过大环内酯类抗菌药物正规治

疗 72h，仍持续发热，临床表现及肺部影像学无改善或呈进一步加重的 MPP。与 MP 耐药、异常免疫炎症反应、混合感染、MPP 的病程变化等有关。根据文献和临床观察，大环内酯类抗菌药物治疗 MPP 多在治疗 72h 内有效，大环类酯类无反应型肺炎支原体肺炎将治疗时间限定为 72h，目的是早期识别重症病例并及时调整治疗。有条件情况下应及时进行 MP 的耐药基因检测，以明确耐药类型，及时调整治疗方案。

米诺环素与多西环素之间的药动学差异是什么？

米诺环素与多西环素为四环素类代表药物，米诺环素仅有口服剂型，多西环素有口服和静脉剂型，多西环素的生物利用度较高，静脉剂型与口服剂型可以进行相同剂量转换，米诺环素与多西环素之间药动学差异具体见表 2-3。

表2-3 米诺环素与多西环素之间的药动学差异

药品名称	吸收	分布	代谢、排泄
米诺环素	口服后迅速被吸收，食物对本品的吸收无明显影响	口服本品0.2g，1～4h内达血药峰浓度。本品脂溶性较高，易渗透进入许多组织和体液中，如甲状腺、肺、脑和前列腺等。本品在胆汁和尿中的浓度比血药浓度高10～30倍，在唾液和泪液中的浓度比其他四环素类高。血清蛋白结合率为76%～83%	在体内代谢较多，在尿中排泄的原型药物远低于其他四环素类；本品排泄缓慢，大部分由肾和胆汁排出；血消除半衰期（$t_{1/2}$）为11.1～22.1h（平均15.5h）
多西环素	本品口服吸收完全，约为口服给药量的90%以上，进食量对本品吸收的影响小	单剂口服本品100mg后，血药峰浓度为1.8～2.9mg/L；有较高的脂溶性，对组织穿透力较强，在胸导管淋巴液、腹水、肠组织、眼和前列腺组织中均有较高浓度，约为血药浓度的60%～75%，在胆汁中浓度可达同期血药浓度的10～20倍，表观分布容积（V_d）为0.7L/kg。蛋白结合率为80%～93%	血消除半衰期（$t_{1/2}$）为12～22h，肾功能减退者$t_{1/2}$延长不明显。本品部分在肝内代谢灭活，主要自肾小球滤过排泄，给药后24h内可排出约35%～40%。药物自胃肠道的排泄量增加，成为主要排泄途径，因此本品是四环素类药物中可安全用于肾功能受损患者的药物。血液或腹膜透析不能清除本品

米诺环素口服用于肺炎支原体肺炎患儿的剂量是多少？

米诺环素属于长抗生素后效应的时间依赖性药物，其药代动力学和药效学参数为抗菌药物 0～24h 游离药物浓度 - 时间曲线下面积与抗菌药物对细菌最低抑菌浓度的比值（$AUC_{(0\to 24)}$/MIC），首剂加倍可短时间迅速达到米诺环素的稳态治疗浓度，加强药物的抗菌作用。8 岁及以上儿童米诺环素口服首剂 4mg/kg，最大量不超过 200mg，间隔 12h 后应用维持量 2mg/kg，q12h，口服，每次最大量不超过 100mg。8 岁以下儿童使用属于超说明书用药，需要权衡利弊并需家长充分知情同意。

米诺环素胶囊是否可以分剂量？ 如何操作？

米诺环素胶囊可以分剂量。目前国内市场，米诺环素无儿童专用剂型，且本品滞留于食管并崩解时，会引起食管溃疡，故优先选择胶囊剂型（内容物为微丸）。分剂量的方案如下：

（1）计数法　打开胶囊，微丸数粒进行分剂量并将分好的微丸装回胶囊再服用，该法相对准确。

（2）天平法　购置精密称量的电子秤，在电子秤上放置食品级、光滑的称量纸，将胶囊内容物倒在称量纸上称取所需剂量。该法剂量准确但成本较高。

米诺环素为什么引起头晕？如何处理？

头晕属于米诺环素可引起的常见不良反应之一。由于米诺环素的脂溶性较高，因此对脑组织穿透性强，具有前庭毒性，包括头晕、头昏或眩晕。动物实验显示米诺环素会对前庭感觉细胞造成损害，可能的机制包括通过与内耳的半透膜结合，引起前庭系统中液体体积和离子浓度的变化，从而发挥前庭毒性作用。这些症状可能出现在治疗的第2日或第3日，通常在停药后1～2日缓解。可能会与脑膜炎症状混淆，并促使不必要的诊断和治疗程序，如腰椎穿刺。临床治疗过程中出现类似症状应注意鉴别药物相关不良反应。

多西环素用于肺炎支原体肺炎患儿的剂量是多少？

8 岁及以上儿童多西环素口服或者静脉滴注：推荐剂量为 2.2mg/（kg·次），q12h，每次最大剂量 100mg。

8 岁以下儿童使用属于超说明书用药，需要权衡利弊并取得家长充分知情同意。

轻度至中度肝功能不全的患者（Child-Pugh 分级 A 和 B 级），多西环素无需调整剂量。

严重肝功能不全（Child-Pugh 分级 C 级）的患者应谨慎用药，并监测治疗反应。

肾功能不全患儿无需调整剂量。

静脉多西环素序贯调整为口服多西环素的时机是什么？

多西环素口服吸收完全，生物利用度＞90%，且不受食物的影响。口服血药峰浓度（C_{max}）1.5～2.1mg/L，静脉 C_{max} 1.8～2.9mg/L。

口服曲线下面积（area under curve，AUC）31.7μg•h/mL，静脉
AUC 37～40μg•h/mL。如果患儿无胃肠道吸收功能障碍或药物刺
激引起胃肠道不适，建议病情稳定后尽早改为口服多西环素，尤其
是存在静脉刺激的患儿。

多西环素调配和静脉输注时的注意事项有哪些？

多西环素输注过程中常出现静脉刺激症状，注意调配的药物浓
度与输注速度。

（1）为减少多西环素输注时静脉刺激，建议每100mg多西环素
先用10mL灭菌注射用水或0.9%氯化钠注射液或5%葡萄糖注射液
溶解，得到10mg/mL的溶液。再用250mL 0.9%氯化钠注射液或5%
葡萄糖注射液稀释，得到浓度为0.4～0.5mg/mL的溶液。如果病情
有特殊要求，浓度不能低于0.1mg/mL或高于1mg/mL。

（2）建议缓慢滴注，时间不少于2h，增加剂量则增加输注
时间。

（3）FDA说明书提示配制好的药液室温遮光可以保存48h，冷
藏遮光可以保存72h。无特殊情况建议现配现用。

37

多西环素输注过程中与哪些药物存在配伍禁忌？

如果连续输注多西环素与其他药物，需要使用相应的溶剂在两个药物之间进行冲管，药物包括但不仅限于以下品种：氨苄西林、氨苄西林钠/舒巴坦钠、哌拉西林、哌拉西林钠/他唑巴坦钠、头孢唑啉、头孢呋辛、头孢唑肟钠、头孢哌酮钠、头孢他啶、头孢西丁、氢化可的松、甲泼尼龙琥珀酸钠、地塞米松以及含铝、镁、钙、铁等金属离子的药物。

38

四环素类抗菌药物使用过程中需注意监测哪些药物不良反应？

四环素类抗菌药物在使用过程中，以下不良反应在临床中常见，如果使用该类药物需要注意以下事项：

（1）注意监测胃肠道不良反应，如药物性食管炎、肝功能损伤。

（2）中枢神经系统不良反应如头晕。

（3）皮肤不良反应如光敏性等。

（4）8 岁以下儿童需要注意牙齿黄染的风险。目前研究显示多西环素牙齿黄染的风险最低。

肺炎支原体肺炎患儿使用米诺环素 / 多西环素如何减少光敏性的风险？

米诺环素和多西环素是一类新型四环素类抗菌药物，易引起光敏性皮炎，多西环素光敏性风险高于米诺环素。故用药期间（包括停药后 24h 左右）应避免日晒，严格采取防晒措施：

（1）阳光强烈时避免户外活动。

（2）身体暴露部位尽量遮蔽、戴宽檐帽子，穿防晒衣，戴太阳镜或者遮阳伞。

（3）涂抹防晒霜：选择覆盖整个紫外线 A 波段（ultraviolet radiation A，UVA）340～400nm 的广谱防晒霜，防晒指数 50+。

（4）床位靠窗的住院患儿应注意从玻璃透过的阳光也可引起光敏性皮炎。

如果米诺环素/多西环素使用中引起光敏反应，如何处理？

米诺环素半衰期为 11.1～22.1h，多西环素半衰期为 12～22h，两种药物半衰期接近，距离最后一次服药 24h 后可放宽防晒标准，36～48h 后一般不再诱导光毒性反应。大部分光毒性反应是暂时的，一旦确诊，应立即停药。中轻度光敏性药疹可使用冰敷、外用糖皮质激素涂抹患处，病情严重的可口服抗组胺药物（氯雷他定、西替利嗪）等来缓解皮疹。

服用多西环素与米诺环素为什么需要多喝水，且不能立即躺卧？

四环素类药物是最常见的引起药物性食管炎的抗菌药物。药物延迟通过食管，导致药物与食管黏膜的接触时间延长，局限区域出现穿凿样小溃疡的典型食管病灶，可能是与高浓度药物相接触所致。患儿体位、药物的大小和服药时的液体摄入量是决定药物性食管炎风险的重要因素。所以建议服用米诺环素或多西环素后，保持直立体位至少 30min，临睡前更需要注意，同时至少喝约 230mL水，儿童可根据实际情况进行水量补充。

米诺环素 / 多西环素与奶类是否可以同时服用？

米诺环素 / 多西环素的说明书中均提示可以与奶类等食物同时使用，但奶制品含钙量比较高，四环素类抗菌药物可以与钙发生络合反应，降低抗菌活性。目前市售的奶制品，不同品牌含钙量略有不同，市售高钙奶 125mL 牛奶含钙量可达 125mg 或更高。因此，患儿服奶量大可与米诺环素 / 多西环素发生络合反应导致治疗效果不佳。建议药物与食用奶类间隔 2h 使用。

米诺环素 / 多西环素需要注意与哪些药物相互作用？

米诺环素与多西环素均为四环素类药物，与其他药物之间的相互作用相似，主要有以下几方面：

（1）钙、镁、铝、铁制剂与四环素类抗菌药物合用，可能使四环素类抗菌药物吸收减少；

（2）四环素类抗菌药物能降低凝血酶原的活性，与抗凝血药合用时，应降低抗凝血药的剂量；

（3）巴比妥类、苯妥英钠或卡马西平可诱导微粒体酶活性，使米诺环素与多西环素血药浓度降低；

（4）四环素类抗菌药物为抑菌药，能干扰青霉素的抑菌活性，故应避免四环素类抗菌药物与青霉素类抗菌药合用；

（5）胆汁酸螯合剂考来烯胺或考来替泊会影响四环素类抗菌药物的吸收；

（6）四环素类抗菌药物与维 A 酸、异维 A 酸、其他系统性类视黄醇或维生素 A 合用，会增加假性脑瘤的风险。

四环素类抗菌药物治疗儿童肺炎支原体肺炎的推荐疗程是什么？

　　我国《儿童肺炎支原体肺炎诊疗指南（2023 年版）》推荐四环素类抗菌药物治疗疗程为 10 天。美国疾病预防与控制中心和儿科学会推荐，权衡利弊从安全性角度看，所有年龄儿童使用多西环素的疗程应≤21 天。其他国家和地区的指南未提及四环素类抗菌药物治疗儿童肺炎支原体肺炎的疗程。临床中存在 10 天疗程病情仍未完全好转患儿，临床可以根据患儿的病情严重程度和改善情况综合评估进行调整，未来需要更多的循证依据支持。

8 岁以下耐药肺炎支原体肺炎患儿二线抗菌药物宜选择哪种？

　　治疗肺炎支原体肺炎的二线抗菌药物主要是四环素类和喹诺酮类。

　　从安全性的角度，由于四环素类抗菌药物会导致儿童牙齿黄染，通常 8 岁以下儿童不使用四环素类抗菌药物。但多项研究显示，多西环素对儿童牙齿黄染的风险相对较低。美国儿科学会建议，所有年龄组儿童使用多西环素，疗程控制在 21 日内是安全的。但肺炎支原体肺炎患儿常合并其他病原体感染，四环素类抗菌药物对儿童呼吸道常见病原体肺炎链球菌、金黄色葡萄球菌等耐药率较高。

喹诺酮类抗菌药物由于存在造成软骨损伤、肌腱断裂等的潜在风险，通常不用于 18 岁以下儿童。对于重症肺炎支原体肺炎患儿因全身免疫反应常启用糖皮质激素的治疗，而喹诺酮类抗菌药物与糖皮激素联用存在进一步增加肌腱损伤风险的可能。

综上，二线抗菌药物需结合患儿临床实际病情，根据是否已经给予糖皮质激素等权衡利弊后选择和使用。

左氧氟沙星用于肺炎支原体肺炎患儿的剂量是多少？

左氧氟沙星有口服剂型和静脉注射剂型，口服生物利用高，可达到 99%，所以口服和静脉用剂型给药剂量一致。左氧氟沙星在体内的清除与年龄相关，在 <5 岁儿童体内清除速率约为 >5 岁儿童的 2 倍。儿童推荐剂量：6 月龄～5 岁：8～10mg/（kg·次），q12h；5～16 岁：8～10mg/（kg·次），qd，口服或静脉给药；16 岁以上青少年：500mg/d，qd，最高剂量 750mg/d。

左氧氟沙星／莫西沙星输注时与其他药物之间是否需要冲管？

左氧氟沙星、莫西沙星可与抗酸剂、硫糖铝、金属阳离子、多种维生素发生相互作用。由于目前相容性数据有限，二者均需单独输注，如果同一条静脉输液管路、Y 型管路用于连续输注几种不同的药物，或者背负式输液，在滴注左氧氟沙星与莫西沙星前后，应使用兼容的溶剂来冲洗管路。

左氧氟沙星／莫西沙星输注时输液器是否需要遮光？

说明书中注明，左氧氟沙星单剂量注射小瓶应在稳定的室温下遮光储存，但并没有明确指出需要遮光输注；莫西沙星应储存于25℃，允许温度在15℃～30℃间波动，没有要求遮光输注。

遮光贮藏的药品并不一定需要遮光输液，而要求遮光输液的药品则通常需要遮光贮藏，取决于药物光降解反应的强弱。药物在光的照射下吸收光能发生化学反应，包括氧化、分解、还原、变色等，会降低药物效价、变质增加毒性，因此要遮光保存此类遇光不稳定的药品。

光降解反应的速率常数 k 值决定了反应的速度及程度，在输液时间内，光降解反应 k 值不足以引起药物有效浓度降低、产生毒副作用甚至导致不良事件的发生时，就不必遮光输液。当药物在光照条件下分解掉10%所需要的时间明显短于药物输注时间时，即需要采取遮光输注，反之则不需要遮光输注。因此，从药物的光降解反应角度而言，左氧氟沙星、莫西沙星无需采取遮光输注的方式避免药物的降解。

莫西沙星用于肺炎支原体肺炎患儿的剂量是多少？

莫西沙星用于儿童肺炎支原体肺炎的治疗剂量为：

① 3 月龄 ~2 岁，6mg/（kg·次），bid；

② ≥2~6 岁，5mg/（kg·次），bid；

③ ≥6~12 岁，4mg/（kg·次），bid；

④ ≥12~18 岁，当体重 <45kg：4mg/（kg·次），bid；当体重 ≥45kg：400mg/ 次，qd。

注意，各年龄段单次剂量均不超过 0.2g，单日剂量不超过 0.4g。莫西沙星在我国尚未批准儿童人群使用，权衡利弊后如需使用需家长充分知情同意。

喹诺酮类抗菌药物用于儿童时需要注意哪些药物不良反应？

喹诺酮类抗菌药物最常见的不良反应是胃肠道反应，如恶心、呕吐、腹泻和腹痛；中枢神经系统反应（可表现为失眠、头晕、震颤等）、皮肤过敏、光敏反应和肝酶升高也常出现。对于儿童患者，软骨毒性、肌腱炎、肌腱断裂等不良反应应重点关注。

一项基于美国 FDA 不良事件报告系统（FAERS）数据库，对儿童使用喹诺酮类抗菌药物的不良反应信号挖掘研究提取了 2004 年第一季度至 2022 年第二季度 18 岁以下儿童的数据，经分析显示对于肌肉骨骼系统，环丙沙星检出信号 26 个，左氧氟沙星 14 个，莫西沙星并未检出信号；关节痛报告频数最多，而信号强度最高的是肌腱类疾病，包括肌腱疼痛、肌腱炎、肌腱病变等均出现了显著信号。

　　另一项关于喹诺酮类药物在儿童中安全性的系统评价分析显示，使用全身喹诺酮类药物的儿童药物不良事件（adverse drug event，ADE）总发生率为 5.39%，最常见的 ADE 是胃肠道反应（发生率为 2.02%），喹诺酮类药物引起儿童的肌肉骨骼系统 ADE 为 0.76%。使用喹诺酮类药物的儿童患肌肉骨骼系统 ADEs 的风险高于对照组儿童。

哪些患儿禁止使用喹诺酮类药物？

以下为患儿使用喹诺酮类药物的绝对禁忌。

（1）既往对喹诺酮类药物过敏禁止使用。

（2）既往因使用喹诺酮类药引起肌腱疾病的患者。

（3）先天性或证明有获得性 QT 间期延长患者；电解质紊乱尤其未纠正的低钾血症患者；有临床意义的心动过缓患者；有临床意义的心力衰竭伴左心室射血分数降低患者；既往发生过有症状的心律失常者；患有肝功能损伤（Child Pugh C 级）和转氨酶升高大于 5 倍正常参考区间上限的患者禁止使用莫西沙星。

由于存在幼年动物软骨损伤和人类肌腱断裂的风险，18 岁以下儿童使用喹诺酮类属超说明书用药，需充分评估利弊，并取得家长知情同意。

喹诺酮类抗菌药物治疗儿童肺炎支原体肺炎的推荐疗程是什么？

喹诺酮类药物用于治疗儿童肺炎支原体肺炎的用药疗程推荐为 7～14d。国内外多项临床研究均证实，此疗程用于儿童肺炎支原体肺炎的治疗安全有效。而对于病情复杂患者，也有报道疗程可以适当延长至 21d，安全性仍较高。抗感染用药疗程应个体化，长短应由医生根据患者的病情决定，需要更多的循证依据支持。

53

左氧氟沙星／莫西沙星存在哪些常见的药物相互作用？

左氧氟沙星和莫西沙星均为喹诺酮类药物，与其他药物之间的相互作用相似：

（1）口服喹诺酮类抗菌药物与螯合剂（如抗酸剂、硫糖铝、金属阳离子、多种维生素制剂）合用，其胃肠道吸收会受到影响；静脉用喹诺酮类药物不应与任何含有多价阳离子如镁离子的溶液通过同一静脉输液通道滴注。

（2）同时应用华法林和左氧氟沙星可延长凝血酶原时间，合用时密切监测凝血酶原时间、INR 或其他抗凝试验，并注意患者有无出血表现。

（3）喹诺酮类抗菌药物和抗糖尿病药物合用时可能使患者出现血糖紊乱；非甾体类抗炎药和喹诺酮类抗菌药物合用可增加中枢神经系统刺激和抽搐发作的危险。

（4）喹诺酮类抗菌药物与茶碱类合用时，茶碱类清除半衰期延长，血药浓度升高，增加茶碱类不良反应发生率。

（5）避免喹诺酮类抗菌药物与 I_a 类和III类抗心律失常药同时使用，以免进一步延长 QT 间期。

关于四环素类、喹诺酮类抗菌药物超说明书用药的管理流程建议有哪些？

《中国儿科超说明书用药专家共识》提出，超说明书用药（off-label drug use，OLDU）应遵循的原则是：无替代、有证据、非试验、获批准、有知情、可监控。四环素类／喹诺酮类抗菌药物作为儿童肺炎支原体肺炎二线药物，用于可疑或确定 MP 耐药的大环内酯类药物无反应性肺炎支原体肺炎、难治性肺炎支原体肺炎、重症肺炎支原体肺炎的治疗。建议各医疗机构根据自身情况制订本院的《超说明书用药管理制度》。医疗机构超说明书用药备案管理流程应大致包含如下步骤：

（1）临床科室应主动向药事管理与药物治疗学委员会提交《四环素类和喹诺酮类药物超说明书用药备案申请表》（以下简称申请表）。

（2）临床药师对备案申请进行评估并填写《申请表》的推荐意见评分和临床药师评估意见。

（3）医院药事管理与药物治疗学委员会负责审批及管理，召开会议讨论。伦理委员会负责对药事管理与药物治疗学委员会审批通过的超说明书用药申请进行伦理审查，并出具伦理审查意见。

（4）药事管理与药物治疗学委员会将伦理委员会审查通过的超说明书用药进行备案，并发给医务部和药学部，两部门联合向临床科室发布通知。

（5）临床在使用超说明书用药时，必须保护监护人及患儿的知情权和选择权，医生应告知患者治疗方案及可能出现的风险，若监护人及患儿同意使用必须签署《药品超说明书使用患者知情同意书》，签署后归入患者的病历档案。

（6）建议对医师权限、用药人群进行分级管理。药学部门对超说明书用药情况进行监测和评价，超说明书用药的开具应有提示、有记录。临床药师参与临床查房及用药宣教，有利于临床合理用药。

治疗肺炎支原体抗菌药物的限定日剂量值是多少？

根据《儿童肺炎支原体肺炎诊疗指南（2023 年版）》推荐的 MPP 抗菌药物主要治疗药物，其对应限定日剂量（defined daily dose，DDD）如下：阿奇霉素口服剂型（0.3g）/ 注射剂（0.5g）；克拉霉素口服剂型（0.5g）/ 注射剂（1g）；红霉素口服剂型（1g）/ 注射剂（1g）；罗红霉素口服剂型（0.3g）；乙酰吉他霉素口服剂型（1.2g）/ 注射剂（0.8g）；多西环素口服剂型（0.1g）/ 注射剂（0.1g）；米诺环素口服剂型（0.2g）；左氧氟沙星口服剂型（0.5g）/ 注射剂（0.5g）；莫西沙星口服剂型（0.4g）/ 注射剂（0.4g）；妥舒沙星口服剂型（0.45g）。数据来自于世界卫生组织网站 ATC/DDD Index，时间截至 2024 年 1 月 26 日。

糖皮质激素在肺炎支原体肺炎治疗中有什么作用？

肺炎支原体肺炎的治疗，是以病原针对性治疗为主，对症治疗为辅。目前国内外指南推荐的肺炎支原体肺炎的首选治疗药物为大环内酯类抗菌药物。轻症肺炎支原体感染者，由于全身免疫炎性反应不强，一般无需常规使用糖皮质激素进行抗炎治疗；而对于急性起病、发展迅速且病情严重的患者，由于存在过强免疫炎症反应甚至细胞因子风暴，糖皮质激素能减轻机体过度炎症反应，从而减轻肺损伤及全身炎症反应综合征，因此可联合使用糖皮质激素进行抗炎治疗。

肺炎支原体肺炎患儿使用全身用糖皮质激素的时机、剂量和疗程是什么？

全身用糖皮质激素用于重症和危重症肺炎支原体肺炎患儿，常规应用甲泼尼龙 2mg/（kg·d），部分重症患儿可能无效，需根据临床表现、受累肺叶数量、肺实变范围和密度、CRP 和 LDH 水平、既往经验或疗效调整剂量，可达 4～6mg/（kg·d）；少数患儿病情严重，存在过强免疫炎症反应甚至细胞因子风暴，可能需要更大剂量。需每日评估疗效，若有效，应用 24h 后体温应明显下降或者正常，若体温降低未达预期，需考虑甲泼尼龙剂量不足、混合感染、诊断有误、出现并发症或其他措施处置不当等因素。一旦体温正常、临床症状好转、CRP 明显下降，可逐渐减停甲泼尼龙，总疗程一般不超过 14d。除甲泼尼龙外，全身用糖皮质激素还可选择琥珀酸氢化可的松、泼尼松、泼尼松龙等。不建议高剂量长疗程给药。

58

使用甲泼尼龙琥珀酸钠、地塞米松、泼尼松等糖皮质激素时的药学监护点有哪些？

肺炎支原体肺炎应用糖皮质激素一般应短时间使用，使用过程中的主要监护点如下。

（1）过敏反应：表现为皮疹、红斑、瘙痒、荨麻疹等，甚至发生严重过敏反应；

（2）消化道症状：腹痛、腹泻、消化不良、恶心、呕吐等症状；

（3）定期监测肝功能；

（4）监测血压；

（5）定期监测电解质特别是血钾及血糖；

（6）大剂量激素应用时需连续心电监测；

（7）定期检查眼底。

部分全身用激素含乳糖，牛奶过敏患儿禁用。此外，糖皮质激素使用后可出现精神系统的不良反应，表现为精神亢进、易激惹、饭量增加等。每日评估感染情况，若有效，应用24h后体温明显下降或正常，考虑停药时应逐渐减量，避免糖皮质激素停药综合征。若糖皮质激素大剂量使用，还需警惕潜伏性结核、乙型/丙型肝炎病毒、水痘、带状疱疹病毒等再活化感染，以及其他获得性感染的风险。

甲泼尼龙琥珀酸钠配制后能保存多长时间？

不同厂家的甲泼尼龙琥珀酸钠配制后保存时间有所差异。双室瓶包装配制后的溶液在12h内物理和化学性质保持稳定，小瓶包装配制后的溶液应立即使用。其他说明书提示，临用前用灭菌注射用水或 5% 葡萄糖注射液或 0.9% 氯化钠注射液溶解。将已溶解的药品与 5% 葡萄糖注射液或 0.9% 氯化钠注射液混合，混合后立即使用。配制后的溶液在 48h 内其物理和化学性质保持稳定。无特殊情况，建议现配现用。

泼尼松和泼尼松龙、甲泼尼龙、地塞米松之间的药物治疗差异是什么？

根据作用时间的长短，可将上述糖皮质激素分为中效糖皮质激素和长效糖皮质激素两种。中效糖皮质激素包括泼尼松、泼尼松龙和甲泼尼龙，它们的生物效应在 12～16h，对下丘脑-垂体-肾上腺轴抑制作用较弱，抗炎作用弱于长效糖皮质激素，是临床应用最广的一类糖皮质激素。等效剂量换算，5mg 泼尼松 =5mg 泼尼松龙 =4mg 甲泼尼龙 =0.75mg 地塞米松。组织穿透力方面，甲泼尼龙血脑屏障透过率优于地塞米松，而地塞米松穿透胎盘屏障能力优于甲泼尼龙和泼尼松。常用糖皮质激素药物的药效比较见表 2-4。

表 2-4　常用糖皮质激素药物的药效比较

类别	药物	等效剂量 /mg	抗炎强度	潴钠强度	（组织）生物效应 /h
短效	可的松	25.00	0.8	0.8	8 ～ 12
	氢化可的松	20.00	1.0	1.0	8 ～ 12
中效	泼尼松	5.00	4.0	0.8	12 ～ 16
	泼尼松龙	5.00	4.0	0.8	12 ～ 16
	甲泼尼龙	4.00	5.0	0.5	12 ～ 16
	地夫可特	7.50	4.0	0.5	12 ～ 16
	氟氢可的松	2.00	10.0	125.0	12 ～ 24
	曲安西龙	4.00	5.0	0	12 ～ 24
长效	倍他米松	0.75	25.0	0	20 ～ 36
	地塞米松	0.75	25.0	—	20 ～ 36

注：抗炎强度和潴钠强度均以氢化可的松（定为 1.0）作为标准。

静脉注射人免疫球蛋白的给药时机和用药剂量是什么？

一般不常规使用该药，当合并有中枢神经系统表现、重症皮肤黏膜损害、血液系统表现等严重肺外并发症，混合腺病毒感染的重症 MPP 或存在超强免疫炎症反应，肺内损伤严重等推荐使用静注人免疫球蛋白（human immunoglobulin or intravenous injection，IVIG）。建议 1g/（kg·次），qd，疗程 1～2 天。

IVIG 的药学监护点有哪些？

严格把握 IVIG 的临床适应证和用法用量。

（1）IVIG 需单独输注，不得与其他任何药物混合，可直接静脉滴注或使用 5% 葡萄糖注射液稀释 1～2 倍后静脉滴注。

（2）严格掌控输注速度（建议使用输液泵），初始给药速度为 0.01mL/（kg·min），若无不良反应 15min 后逐渐加快速度，但不超过 0.08mL/（kg·min）。

（3）IVIG 输注过程中严密观察患者反应，如出现头痛、恶心、心悸、胸闷等症状，应减慢输注速度或暂停输注，如果症状加重出现呼吸急促、发绀或荨麻疹等应给予吸氧、抗过敏等治疗，输注前 30min 给予非甾体抗炎药、糖皮质激素或抗组胺药等药物可以预防过敏或炎症反应。

IVIG 与疫苗之间有哪些影响？

使用 IVIG 后，患儿如需接种减毒活疫苗（如脊髓灰质炎疫苗、麻腮风疫苗、水痘病毒疫苗），至少在接种后 3～4 周才能静脉输注此药，如果在接种后 3～4 周内滴注本药，最好在最后一次给药 3 个月后重新接种。而灭活疫苗通常不受 IVIG 使用的影响。

肺炎支原体肺炎患儿预防性抗凝治疗的时机是什么？

当肺炎支原体肺炎患儿出现持续发热，胸部影像学提示大叶均匀一致高密度实变或胸膜下楔形实变时，需警惕肺栓塞的可能。当存在 D- 二聚体明显升高，但无肺栓塞临床表现［发生胸痛和（或）咯血］，CT 肺动脉造影显示肺动脉内充盈缺损，远端血管分支减少或消失不显影，肺楔形病变等表现的重症患者可考虑进行预防性抗凝治疗，常用低分子量肝素钙每次 100U/kg，qd，皮下注射，一般持续 1～2 周。

发生肺栓塞并发症的患儿选择不同肝素类药物的区别是什么？

广义来说，肝素类药物包括普通肝素（unfractionated heparin，UFH）、低分子肝素（low molecular weight heparin，LMWH）、肝素

衍生物（如磺达肝癸钠）、肝素类似物（如达那肝素）。儿童较常用的包括普通肝素、低分子肝素和肝素衍生物。普通肝素自身无抗凝活性，主要通过与抗凝血酶结合，增强抗凝血酶对凝血因子 Xa、IIa 的抑制，发挥抗凝作用。肝素的抗 Xa/IIa 比为 $1:1$，低分子肝素的抗 Xa/IIa 比为 $(2 \sim 4):1$。磺达肝癸钠是活化因子 Xa 选择性抑制剂，抗 Xa/IIa 比为 $1:0$。其对因子 Xa 的中和作用打断了凝血级联反应，并抑制了凝血酶的形成和血栓的增大。磺达肝癸钠不影响 IIa 因子活性，不与血小板结合，不能抑制血小板的聚集。

对于发生肺栓塞并发症的患儿，无论是否合并其他部位栓塞，血流动力学稳定时，以抗凝治疗为主。建议使用低分子肝素，因为相较于普通肝素，低分子肝素药动学反应更易预测，一般不需要特殊实验室监测，剂量调整更少、发生免疫性血小板减少症和骨质疏松的风险更低。血流动力学不稳定时或重度肾功能不全的患儿，应考虑使用普通肝素抗凝，根据 APTT 调整肝素用量。磺达肝癸钠适用于对 UFH、LMWH 治疗存在禁忌的患儿，目前主要替代 LMWH 和华法林用于治疗儿童静脉血栓栓塞症（venous thromboembolism，VTE）。

普通肝素和低分子肝素有哪些差异？

表2-5　普通肝素与低分子肝素的比较

项目	普通肝素	低分子肝素
抗凝反应的可预测性	（与低分子肝素相比）较难预测	容易预测
给药方式	通常需要静脉注射	皮下注射
治疗监测	需要频繁监测和及时的剂量调整	只需要定期监测
药效逆转	通常情况下停止输注可控制轻微出血，静脉注射鱼精蛋白可快速逆转	静脉注射鱼精蛋白可部分逆转抗Ⅹa活性，但不完全
长期使用	一般不长期使用	儿童长期治疗的安全性数据有限；可能会降低骨密度，但风险低于普通肝素或维生素K激动剂
肾功能损害患者	无需调整剂量	轻度肾功能不全患者，需要调整剂量并密切监测；严重肾衰竭患者，应避免使用
肝功能损害患者	无需调整剂量	无需调整剂量
妊娠	不穿透胎盘，不导致胎儿抗凝	不穿透胎盘，不导致胎儿抗凝

相比于普通肝素而言，LMWH 种类更多（表 2-5）。选择时需要综合评估药物的生物利用度、抗 X a 因子活性、半衰期长短、分子量等。如依诺肝素不经亚硝酸裂解，不易混入危害大的 *N-* 亚硝基化合物和亚硝酸盐杂质，用药较安全，抗 X a/ II a 活性比较高。那屈肝素钙不减少细胞间毛细血管的钙胶质，不改变血管通透性，故而注射部位疼痛感相对较小。达肝素引起肝素诱导性血小板减少症的发生率较低，对肾功能的影响也小于其他低分子肝素，但注射部位疼痛感较明显。

发生肺栓塞并发症的患儿使用低分子肝素的剂量是多少？

低分子肝素治疗肺栓塞时，可依据患儿的体重范围，按 0.1mL/10kg 的剂量每 12 小时注射 1 次，对于体重大于 100kg 或低于 40kg 的患儿估算准确度不佳。使用时间不宜超过 10 天。对于肾功能不全的儿童，需要调整剂量并密切监测抗因子 X a 水平。重度肾功能不全时应避免使用低分子肝素 LMWH。LMWH 的治疗剂量与年龄有关，新生儿每千克体重所需的剂量高于较大龄儿童。危重病儿童可能也需要更高的剂量。

据目前已有文献显示，不同月份、年龄患儿有不同剂量LMWH用量。足月儿及早产儿起始推荐剂量分别为1.7mg/（kg·次）、2mg/（kg·次），2次/d，而＞2月者剂量为1mg/（kg·次），2次/d，使用LMWH时可于皮下注射4～6h后监测抗Ⅹa因子调剂量，其目标抗Ⅹa因子活性水平为0.5～1U/mL。

肺炎支原体肺炎患儿使用低分子肝素前需要做哪些评估？

低分子肝素在婴儿和儿童体内药代动力学性质呈年龄依赖性。婴儿血容量不足，常规实验室监测有一定困难，增加了抗血栓治疗的风险。因此在治疗前宜先评估患儿是否需要低分子肝素抗血栓治疗，对于确认需要治疗时，进一步对患儿的疾病严重程度分层、合并危险因素、病因学差异，特别是血凝状态进行评估。然后根据相关的诊疗指南为患者制定适宜的治疗方案，包括低分子肝素的使用时机、治疗阶段、疗程长短等。医务人员特别应在启动治疗前了解患儿是否存在应用抗血栓药物的禁忌证，判断是绝对禁忌证还是相对禁忌证；了解患儿是否曾有应用抗血栓药物的过敏史或其他药物不良反应史；了解患儿是否存在不适于使用抗血栓药物的特殊病理状况。

肺炎支原体肺炎患儿使用低分子肝素时有哪些注意事项？

关注治疗过程中药物的有效性、安全性。

（1）治疗有效性　观察患儿用药之后实验室检查指标变化是否有临床意义，注意定期测定 D- 二聚体、凝血功能、肝功能、血常规（血小板）等指标。建议同时监测抗 X a 因子活性和活化部分凝血活酶时间（activated partial thromboplastin time，APTT），以获得更全面的抗凝效果评估。根据抗 X a 因子活性水平调整 LMWH 剂量时，应在最后一剂皮下注射后 4～6 小时采样，治疗范围为 0.5～1U/mL。

（2）治疗安全性　需严密观察用药过程中患儿是否有鼻衄、牙龈出血、皮肤黏膜出血等情况，出血是最常见、最需关注的不良反应，可能出现不同部位的出血表现。偶见血小板减少症，偶有严重血小板减少症。偶见皮肤坏死，一般出现在注射部位，先兆表现为紫癜，浸润或疼痛性红斑，此时有或无全身症状，均应马上停药。少见皮肤或全身过敏。有报道出现转氨酶升高。极个别情况下，注射部位出现血肿。罕见引起肝素诱导的血小板减少症（heparin-induced thrombocytopenia，HIT），但要警惕 HIT 的可能。定期检查凝血功能，至少每 2~4 周 1 次。凝血功能检测指标包括 APTT、PT、血小板计数、血小板聚集率、D- 二聚体、血栓弹力图等。当肌酐清除率＜30mL/min，建议选择相对分子质量较大的 LMWH，同时定期监测抗 X a 因子活性。低分子量肝素在肝脏代谢并经肾脏排泄。肌酐清除率 C_{cr}＜30mL/min 的患者血浆药物浓度显著升高，大约升高 65%，通常需要调整剂量。

肺炎支原体肺炎患儿使用低分子肝素时需要注意哪些药物相互作用？

低分子肝素与某些抗凝药如利伐沙班等合用时出血风险增加，应避免同时使用。与乙酰水杨酸盐和其他水杨酸盐、非甾体抗炎药合用时，因水杨酸盐抑制血小板功能，增加胃肠道出血风险。糖皮质激素类如地塞米松、倍他米松、氢化可的松等可能会非预期地改变（增强或减弱）抗凝血药的抗凝作用，合用时可能导致胃肠道出血的风险增加。与环孢素、甲氧苄啶合用可能增加高钾血症的发生率。某些抗抑郁药、抗癫痫药可能会影响低分子肝素的效果或增加出血风险。右旋糖酐可抑制血小板功能。因此，在使用低分子肝素时，应考虑这些潜在的药物相互作用，注意联合用药期间及时调整肝素剂量或调整治疗方案，避免不适当的联合用药。

发生肺栓塞并发症的患儿使用华法林钠的剂量和疗程是什么？

华法林钠口服初始剂量为 0.2mg/kg，根据 INR 值调整剂量，最大剂量 5mg。轻度肝功能障碍和（或）基线 PT 升高的患者应使用较低的初始剂量（如 0.1mg/kg），重度肝衰竭患者不应使用华法林钠。对于诱发性的肺栓塞，抗凝治疗疗程≤3 个月，而对于持续存在引起肺栓塞风险因素的患儿，可适当延长疗程（表 2-6）。

表2-6　儿科患者服用华法林钠及根据INR（目标2.0~3.0）调整剂量方案

治疗第1天：如果基础INR在1.0至1.3之间，华法林钠初始剂量0.2mg/kg，qd，po	
治疗第2～4天：根据INR调整华法林钠剂量	
INR 1.1～1.3	同初始剂量
INR 1.4～3.0	50%初始剂量
INR 3.1～3.5	25%初始剂量
INR＞3.5	停药直到INR＜3.5，重新以初始剂量的50%开始
维持剂量：根据INR调整华法林钠剂量	
INR 1.1～1.4	增加20%剂量
INR 1.5～1.9	增加10%剂量
INR 2.0～3.0	剂量不变
INR 3.1～3.5	减少10%剂量
INR＞3.5	停药直到INR＜3.5，重新以初始剂量的20%开始

华法林钠和哪些药物会发生相互作用？

（1）华法林钠和西药的相互作用　增加华法林钠抗凝作用的药物有环丙沙星、复方磺胺甲噁唑、红霉素、氟康唑、伏立康唑、异烟肼、甲硝唑、胺碘酮、地尔硫卓、非诺贝特、普罗帕酮、普萘洛尔、保泰松、舍曲林、别嘌醇、西咪替丁、奥美拉唑等。减弱华法林钠抗凝作用的药物有利福平、巴比妥类、卡马西平、螺内酯、美沙拉嗪、硫铝糖等。

（2）华法林钠和中药的相互作用　某些中药或中成药会影响华法林钠的治疗效果。增强华法林钠药效的中药和中成药有丹参、当归、红花、鹿衔草、全蝎、枸杞子、水蛭、地龙、胡芦巴、阿魏、黄连、黄柏、丁香、甘草、生脉饮；减弱华法林钠药效的中药有人参、西洋参、贯叶连翘。

食物对华法林钠有哪些影响？

建议使用华法林钠抗凝治疗的患儿保持饮食结构恒定，避免偶然过多摄入富含大量维生素 K 的食物。如食物中的菠菜、动物肝脏等因含有丰富的维生素 K，会影响华法林钠的抗凝效果；而大蒜、生姜等过量食用，会增强华法林钠的抗凝作用，导致出血风险。

其他因素：呕吐、腹泻、长期使用抗菌药物、肝功能异常等。对于使用华法林钠抗凝治疗的患者，维生素 K 的摄入保持足量稳定很重要，不必特意偏食或者禁食某种食物。

服用华法林钠出血后如何处理？

华法林钠出血处理基本原则：

（1）检查出血史；

（2）对活动性或近期出血的患儿给予处理，易出血史或国际标准化比率（international normalized ratio，INR）升高的患者危险性更大；

（3）如果出血比较严重需要入院治疗；

（4）当存在出血或潜在性出血时，停用华法林钠直到INR恢复到正常范围；

（5）当INR升高或出现出血时，增加INR的检测频率；

（6）检查影响华法林钠作用的因素，纠正这些因素或者适当地改变剂量；

（7）需要个体化给药。

如当患儿INR<10，合并轻度出血或出血高危因素（如近期手术）。需停用华法林钠，12～24h内检查INR，给予口服维生素K_1 2.5mg。24h内可能需要重复给予维生素K_1。仔细检查患儿是否有影响INR的因素并纠正。在适当的时候重新开始服用华法林钠并调整剂量。

如当患儿INR为10～20，合并中等以上出血，或者INR>20合并出血倾向或存在出血，或患儿出现严重出血，就需要入院治疗。停用华法林钠，12～24h内检查INR，维生素K_1 5～10mg缓慢静滴和（或）给予新鲜冰冻血浆（fresh frozen plasma，FFP）。给予维生素K_1 6～12h后或FFP后检查INR，必要时重复给予维生素K和（或）FFP。INR回到目标范围并且出血得到控制后重新开始服用华法林，注意剂量调整。严重出血重新使用华法林时需要慎重。

75

华法林钠漏服怎么办？

华法林钠一般每天服用 1 次，最好是下午或者晚上固定一个时间服用。华法林钠的抗凝效果持续 24 小时以上。如果患儿在某天的规定服药时间未服用规定剂量的华法林钠，应该在同一天内尽快服用该剂量，而不应该在第二天剂量加倍来弥补漏服的剂量。如果连续两天漏服，应按照重新开始服药来处理，及时找药师或专科医生来帮助调整剂量，并按规定复查 INR。

76

肺炎支原体肺炎患儿如何选择退热药物？

肺炎支原体肺炎患儿出现发热，使用退热药物的时机和选择退热药物的原则与其他儿童呼吸道感染发热相同。即 2～6 月龄儿童出现体温≥38.2℃伴明显不适时，可选用对乙酰氨基酚进行退热，以改善患儿舒适度。6 月龄及以上可选用对乙酰氨基酚或布洛芬。两药均是世界卫生组织（World Health Organization，WHO）和多国临床指南推荐用于儿童发热对症治疗的药物，疗效和安全性相似。布洛芬主要为消化道的不良反应，与食物同服，可减轻其胃肠道刺激。对乙酰氨基酚主要注意大剂量使用时的肝脏毒性。肺炎支原体肺炎患儿如因病情需要使用抗凝药物进行治疗时，尽量选择与抗凝药物相互作用相对较小的对乙酰氨基酚进行退热，并注意监测出血情况。

不同年龄段肺炎支原体肺炎患儿应如何选择退热药剂型？

WHO 明确提出将儿童年龄分为不同阶段，建议针对不同阶段儿童使用不同药物剂型。在临床实践中，不同年龄段儿童发热时对解热镇痛药的种类以及剂型选择，需结合患儿疾病状态进行综合评估。儿童在有呕吐、不能口服或惊厥时可以考虑选择栓剂，伴有腹泻的患儿不宜使用栓剂。但对于可以口服的儿童，尽量选择口服剂型。6 岁以下儿童优先选择滴剂或者混悬液。

肺炎支原体肺炎患儿如果持续高热是否可考虑交替用药？

各国儿童退热药使用指南均不推荐两药联合或交替用于退热治疗。对乙酰氨基酚和布洛芬均通过抑制下丘脑体温调节中枢而起到退热作用，用药后持续高热可考虑更换退热药物品种。虽然联合使用较单用可以降低体温的度数略多一点，但没有显著的临床意义，不能提高患儿的舒适程度。联合使用还会增加药物不良反应的风险，可能导致剂量错误或混淆给药间隔时间，导致药物过量或中毒。

如出现服用退热药后药效不佳请排查以下因素。

① 感染性疾病原因。

② 退热药是否在有效期内。

③ 部分剂型是否正确使用，如混悬液是否摇匀等。

④ 给药剂量是否准确。

79

肺炎支原体肺炎患儿如合并消化道损伤、腹痛、腹泻时如何选择退热药物？

　　布洛芬易发生胃肠黏膜应激综合征，加重溃疡引起胃出血、紫癜等，因此不推荐布洛芬用于合并消化道损伤、腹痛腹泻患儿。

　　对乙酰氨基酚胃肠道不良反应相对布洛芬安全性高，胃肠道不适伴发热优先选用对乙酰氨基酚。同时需要注意腹泻患儿不宜选择栓剂。

80

肺炎支原体肺炎患儿如合并肝损伤如何选择退热药物？

　　肝功能异常伴发热患儿推荐必要时可选择布洛芬退热。对乙酰氨基酚的代谢依赖细胞色素 P450 酶的作用，肝功能异常时，使用这类药物将加重耗竭肝细胞中谷胱甘肽，影响肝细胞线粒体的功能，甚至导致肝细胞急性坏死。

以下情况除病因治疗外应禁用对乙酰氨基酚：患儿丙氨酸转氨酶（ALT）或天冬氨酸转氨酶（AST）大于8倍参考值上限（ULN）；或 ALT 或 AST 大于5倍 ULN，持续2周；或 ALT 或 AST 大于3倍 ULN，伴总胆红素大于2倍 ULN 或国际标准化比值（INR）大于1.5；或 ALT 或 AST 大于3倍 ULN，逐渐加重，伴乏力、恶心、呕吐、右上腹痛或压痛、发热、皮疹和（或）嗜酸性粒细胞大于5%，以及肝功能不全伴高热者。

肺炎支原体肺炎患儿如合并肾损伤如何选择退热药物？

布洛芬有加重肾损伤的可能性，严重者有导致肾小管、肾乳头坏死的风险。当肾功能损伤中度及以上异常，即肾小球滤过率（glomerular filtration rate，GFR）中度下降 [60~89mL/(min·1.73m^2)] 及以上异常或肾功能不全患儿伴发热时，应禁用布洛芬。因此，肺炎支原体肺炎患儿合并肾损伤时，权衡利弊可选用对乙酰氨基酚退热。

82

肺炎支原体肺炎患儿咳嗽时，需要对症处理吗？

肺炎支原体肺炎的咳嗽如果较轻微可以不用特殊处理，如剧烈、持久且严重影响患儿的生活与睡眠，可以选择对症治疗来缓解患儿的不适感或减轻症状，并减少其他并发症的发生。对症治疗的药物包括镇咳药、祛痰药、雾化药物。

（1）干咳明显影响休息者，可酌情应用镇咳药。镇咳药适用于无痰或少痰的频繁剧烈咳嗽。注意右美沙芬单方制剂 2024 年 7 月 1 日起按照第二类精神药品管理。可待因 18 岁以下儿童禁用，防止出现危及生命安全的呼吸抑制作用，尤其对于 CYP2D6 快代谢者。

（2）祛痰药适用于有痰或痰多的咳嗽，可以根据患儿情况选择口服剂型或者雾化剂型。

（3）雾化药物治疗，可以减轻气道炎症反应、改善呼吸困难、缓解咳嗽及喘息症状。常用的感染后咳嗽雾化药物有吸入性糖皮质激素，必要时可酌情使用短效 β_2 受体激动剂。

83

肺炎支原体肺炎患儿可以使用哪些祛痰药物？
有哪些注意事项？

肺炎支原体肺炎患儿发病初期可出现阵发性干咳，后期有痰。气道黏液高分泌和黏液纤毛清除系统功能障碍是痰液产生的主要机制。常用的祛痰药根据作用机制分为黏液溶解剂、黏液动力促进剂、黏液调节剂、恶心性和刺激性祛痰药、痰液清除剂等。

（1）黏液溶解剂　代表药物为乙酰半胱氨酸。乙酰半胱氨酸可能有硫黄气味，用药初期痰量可能增加，请注意排痰。

（2）黏液动力促进剂　如β肾上腺素受体激动剂、桃金娘油等。桃金娘油肠溶胶囊注意选择儿童装（120mg/粒），宜在餐前30分钟用较多的凉开水送服，勿将胶囊掰开或嚼服。

（3）黏液调节剂　如溴己新、氨溴索等。使用氨溴索期间避免使用中枢性镇咳药（如右美沙芬），以免稀化的痰液堵塞气道。

（4）恶心性或刺激性祛痰药　如愈创木酚甘油醚、氯化铵等，其中氯化铵属于恶心性祛痰药，愈创木酚甘油醚属于刺激性祛痰药。需要注意的是这两种药品经常与其他药物组成祛痰合剂，避免合用复方制剂造成药物的重复使用而使药物过量，剂量过大时易引起恶心、呕吐。

用药后注意为患儿拍背叩痰，小年龄组不能自主咳痰患儿注意大量痰液稀释后及时清理呼吸道，避免造成呼吸道阻塞。

84

肺炎支原体肺炎患儿祛痰药物能联合使用两种及以上吗？

促使肺炎支原体肺炎患儿痰液排出是重要治疗措施，使用祛痰药时应按照以下原则用药。一般情况下能单一用药就不联合用药，同时服用多种祛痰药，可能因强烈刺激气道腺体分泌黏液而导致咳嗽加剧，所以同一类型的药物不可联合使用。如果单一使用祛痰药效果不佳，可以联合用药。但祛痰药的单、复方制剂较多，且存在西药、中成药合用的情况，所以联合用药时应避免使用药物成分相同、作用机制相同的祛痰药。

85

肺炎支原体肺炎患儿使用祛痰药物的疗程是什么？

目前缺乏在儿科人群中长期使用氨溴索和乙酰半胱氨酸等祛痰药物的安全性评估的临床研究，因此不建议长期使用祛痰药。在肺炎支原体肺炎急性发作期，如出现痰量增多，痰液变稠等情况时可以酌情服用，疗程需要根据患儿具体症状改善情况来判断。

86

肺炎支原体肺炎患儿使用雾化祛痰药物需要与其他雾化药物间隔吗？

不同雾化药物是否需要间隔使用，首先应视不同药物在同一雾化器中的相容性、稳定性以及有无理化性质的配伍禁忌而定。例如吸入用复方异丙托溴铵溶液不建议与其他药物混合在同一雾化器中使用，其余药物如布地奈德、异丙托溴铵、特布他林均可以与氨溴索、乙酰半胱氨酸分别配伍。

其次，需要考虑部分药物间隔给药可以提高治疗有效性、安全性以及患者依从性。例如可以先使用支气管舒张剂，间隔5～15min，待气道舒张作用发挥后，再使用糖皮质激素雾化治疗。吸入用乙酰半胱氨酸溶液带有硫黄气味，与其他药物间隔且最后使用，可提高协同药物疗效及患儿依从性。又如，氨溴索或乙酰半胱氨酸可于支气管舒张剂后使用，能降低二者诱发支气管痉挛的风险。

肺炎支原体肺炎患儿使用雾化糖皮质激素的疗程是什么？

对处于肺炎支原体肺炎急性期的患儿，如有明显咳嗽、喘息，X 线胸片示肺部有明显炎症反应及伴有肺不张，可应用吸入用布地奈德混悬液 0.5～1.0mg/ 次，同时联合使用支气管舒张剂雾化吸入，2 次 /d，用 1～3 周。

对处于肺炎支原体感染后恢复期的患儿，如有气道高反应性或小气道炎症病变，或肺不张未完全恢复，可以用吸入用布地奈德混悬液雾化治疗，0.5～1.0mg/d，持续使用 1～3 个月后复查。

肺炎支原体肺炎患儿家庭雾化时需要交代哪些注意事项？

向备有雾化机的家庭交代肺炎支原体肺炎儿童家庭雾化注意事项时，应包括以下内容：

（1）雾化药物用法用量应遵医嘱，不可擅自调整给药剂量和给药频次。如出现药物不良反应，应及时停药并咨询医生、药师建议。

（2）雾化药物不含抑菌剂，不能长时间存放在雾化器中，需打开后立即使用。每次雾化用量以3~4mL为宜，体积过大会造成雾化时间过长影响儿童的依从性。

（3）如果同时处方了多种雾化药物，请注意不同的雾化药物配伍。

（4）雾化治疗前30min避免过度进食，激素类药物使用前不要涂抹油性面霜。

（5）儿童宜在安静状态下进行雾化吸入治疗，最好选择坐位，对不能采取坐位者，应抬高其头部并与胸部呈30°，婴幼儿可半坐卧位。

（6）雾化结束后及时清洁面部，以除去附着在面部的药物。用清水立即漱口 3 次及以上，并把漱口水吐出。对于不会漱口的小婴儿，用棉签擦拭口腔进行护理。每次使用后需进行清洁并干燥存放，以防受到污染，影响治疗。

肺炎支原体肺炎患儿咳嗽是否需要使用抗组胺药物？

不推荐常规使用抗组胺药物治疗肺炎支原体肺炎患儿的急性期咳嗽症状，尤其是单纯支原体肺炎患儿的咳嗽不建议应用抗过敏药物。感染后咳嗽通常有自限性，对于肺炎支原体肺炎感染后出现的顽固性咳嗽尤其是超过 8 周需要排查过敏因素，结合实际情况评估是否需要使用抗组胺药物。

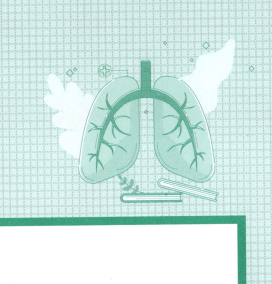

第三章

中药治疗

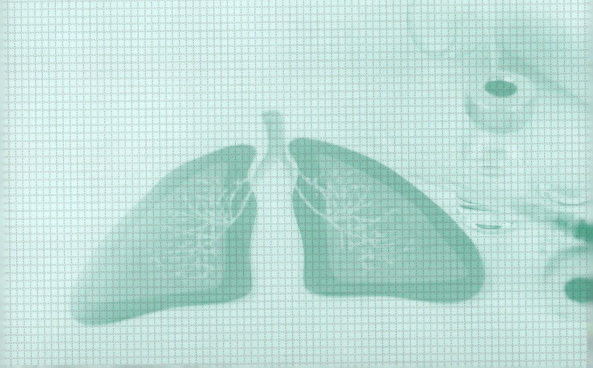

中医药治疗儿童肺炎支原体肺炎能起到什么作用？

中医药在儿童肺炎支原体肺炎急性期、恢复期等不同阶段均具有一定的临床疗效，起到了促进症状缓解、改善预后的作用。中西医协同治疗可以更好地促进儿童肺炎支原体肺炎患儿的恢复，减少后遗症的发生。具体来说，治疗儿童肺炎支原体肺炎早期使用中药、中西医结合，能够缩短病程，减少疾病加重的机会，尤其是对于患者急性期高热过后遗留的咳嗽咳痰，中医药治疗效果很好，结合中医推拿的方法，能更好的促进排痰，缓解儿童肺炎支原体肺炎咳嗽咳痰等症状。

中医如何认识肺炎支原体肺炎这个疾病？

肺炎支原体肺炎以热、咳、痰、喘为主要临床特点。中医考虑为外邪侵袭，循经而入，引发肺气郁闭，郁久化热，灼液成痰，痰阻气道，肺气不宣而上逆，出现发热、喘嗽。疾病初期风热之邪从皮毛或口鼻而入，侵犯肺卫，由表入里，为风热闭肺证，相当于肺炎轻症；热邪羁留，炼液成痰，痰热互结，痰瘀阻肺发展为痰热闭肺证，相当于肺炎重症；如病情未得到控制，进一步加重，则出现心阳虚衰证、邪陷厥阴证等，相当于肺炎危重症。恢复期若余邪未尽，临床可表现正虚邪恋证，若邪热已退，伤及气阴，临床可表现肺脾两虚证。

儿童肺炎支原体肺炎，针对发热如何选用中药？

儿童肺炎支原体肺炎初期，患儿发热伴有微恶风寒，咳嗽有痰，口渴，咽痛等，考虑风热闭肺，治以辛凉开闭、宣肺止咳，中药使用银翘散合麻杏石甘汤加减，中成药可酌情选用小儿肺热咳喘口服液等。

随着疾病的进展，患儿反复发热，无恶风寒，但咳嗽明显，咳痰量多，黏稠色黄，面赤口渴，小便黄，大便干等，考虑痰热闭肺，治以清热涤痰、开肺定喘，中药使用麻杏石甘汤合葶苈大枣泻肺汤加减，中成药可酌情选用儿童清肺口服液、金振口服液、复方鲜竹沥液等；如果患儿高热，甚至伴有神志异常、抽搐等情况，考虑邪陷厥阴，治以平肝息风、清心开窍，中药使用清营汤合羚角钩藤饮加减，中成药可酌情使用紫雪散等。

93

儿童肺炎支原体肺炎，针对咳嗽如何选用中成药？

儿童肺炎支原体肺炎急性期，患儿发热伴有咳嗽，咳痰量多，黏稠色黄，一般考虑为痰热闭肺，治以清热涤痰、开肺定喘，建议选用组成为麻杏石甘汤加减的中成药，如小儿肺热咳喘口服液、儿童清肺口服液、小儿肺热清颗粒等。

肺炎支原体肺炎后期，患儿无明显发热，但反复咳嗽，干咳为主，少痰，手足心热，大便偏干，建议酌情选用清热养阴润肺的养阴清肺口服液；肺炎支原体肺炎恢复期，患儿无发热，有咳嗽、少痰、乏力、多汗、纳差、腹泻等，建议酌情选用补益脾肺的参苓白术颗粒、玉屏风颗粒等。

94

肺炎支原体肺炎患儿喝中药汤药，药液的用量如何确定？

儿童根据其对药液的接受程度来制订用量。

婴儿（0～1岁）推荐一次 20～30mL，可分为一日多次服用。

幼儿（1～3 岁）推荐一次 30～50mL，一日 3～4 次。

学龄前期儿童（3～6 岁）推荐一次 50～100mL，一日 2～3 次。

学龄期儿童（6～12 岁）推荐一次 50～100mL，一日 2～3 次。

12 岁及以上儿童参照成人用量，一次 100～200mL，一日 2 次，可早晚各 1 次。

应注意：服药液的量与处方用药量无关，只与药液浓度有关，所以煎煮及服药液的量并不影响医生的饮片处方剂量。

肺炎支原体肺炎儿童使用中成药的注意事项有哪些？

（1）尽量缩短儿童用药疗程，病愈及时减量或停药。

（2）尽量避免含有较大不良反应成分的中成药，或含有对儿童有特殊不良反应成分的中成药，如生半夏、苍耳子、巴豆（霜）等。

（3）避免同类药物或重复成分 50% 以上的中成药同时使用。

（4）不宜滥用滋补之品，如黄芪、人参、灵芝等。

（5）解表类中成药宜饭前 30 分钟服用，清热类中药宜在饭后 30～60 分钟服用，其他类别药物无特殊时间要求。

（6）服药前、后 1 小时左右最好避免饮用牛奶或豆浆，牛奶或豆浆的蛋白质成分易与酸、碱、鞣质等形成不溶物，影响药效或产生不良反应。

（7）服药期间忌生冷、油腻及不易消化的食物。

肺炎支原体肺炎儿童使用中成药的常见不良反应有哪些？

中成药与西药类似也有药物不良反应，有时家长会有误区认为中成药很安全，医务人员需要注意提示。

（1）解表药剂中的常用药麻黄有可能导致失眠不安、多梦、心率增加等不良反应。有些解表剂成分可能会造成皮疹、瘙痒等过敏反应。

（2）清热药性质多寒凉，可能造成胃部不适、腹胀、腹痛、腹泻等不良反应。

（3）化痰止咳平喘类中成药除了可能造成胃部不适外，其中常用的苦杏仁、白果等药物如过量容易造成心悸、头晕、呼吸急促等中毒反应。因此，肺炎支原体肺炎儿童使用中成药要按规定剂量、疗程服用，密切监测，如出现不良反应及时停药，并给予相应的对症处理。

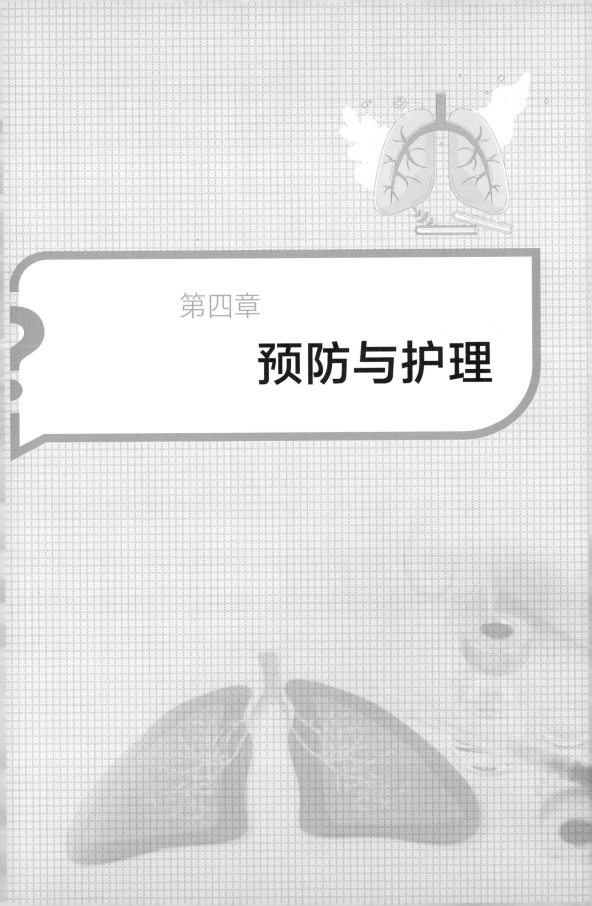

第四章

预防与护理

97

为避免肺炎支原体感染，家庭环境可以做哪些预防措施？

清洁安全的家庭环境，保持室内空气清新，室温控制在18～20℃，湿度55%～60%。

（1）空气消毒　主要以开窗通风为主，根据天气情况每日通风2～3次，每次不少于30分钟，适宜天气条件下可持续性开窗通风。

（2）物品消毒　玩具、门把手、水龙头、桌面、台面等经常触碰的环境、物品表面也要做好清洁消毒。

（3）毛巾、衣物消毒　以清洗为主，也可用流通蒸汽或煮沸消毒15分钟。

98

为避免肺炎支原体感染，患儿可以做哪些预防措施？

（1）尽量减少去封闭或拥挤的场所，容易使感染在人与人之间传播。尤其避免接触有 MP 症状的人。

（2）养成良好的卫生习惯，勤洗手，做好手卫生，在流动水下用肥皂或者洗手液，按照七步洗手法洗净双手。尤其是在吃饭前或与感染者接触后洗手。咳嗽、打喷嚏时要用纸巾掩住口鼻，用过的纸巾等垃圾要密封存放于垃圾袋中，并及时处理，避免其他人接触。如口鼻分泌物污染家居表面时，应先清洁去污，再对被污染表面进行消毒，并进行手卫生。

（3）为了降低感染的风险，均衡饮食，保证充足的睡眠。

肺炎支原体肺炎患儿的饮食有哪些注意事项？

给予患儿清淡、易消化、高维生素饮食。少食多餐，哺喂时应耐心，以免呛入气管发生窒息。多食蔬菜水果，避免暴饮暴食。忌生冷辛辣饮食，对于肝功能异常的患儿需减少脂肪及动物蛋白的摄入，平时注意饮食卫生，餐具应每天消毒，不要食用隔夜或变质的食物。

100

肺炎支原体肺炎患儿保持呼吸道通畅的方法有哪些？

（1）体位引流　病情许可的情况下，可进行体位引流，如半卧位或高枕卧位，以利于呼吸运动和上呼吸道分泌物排出；胸痛的患儿鼓励其患侧卧位以减轻疼痛；指导患儿进行有效的咳嗽，排痰前协助转换体位，帮助清除呼吸道分泌物。

（2）翻身拍背　方法为五指并拢、稍向内合掌，呈空心状，由下向上、由外向内地轻拍背部，避开脊柱和肾区，边拍边鼓励患儿咳嗽，借助重力和震动作用促使呼吸道分泌物排出，拍背力量应适度，以不引起患儿疼痛为宜，拍背时间为 10min，一般在餐前或餐后 2h 进行为宜。

扫码看
相关研究文献

参考文献

[1] 中华医学会儿科学分会新生儿学组 . 新生儿肺炎支原体肺炎诊断与治疗专家共识（2024）[J]. 中华新生儿科杂志，2024，39（7）：385-390.

[2] 中华医学会呼吸病学分会感染学组 . 中国成人社区获得性肺炎诊断和治疗指南（2016 年版）[J]. 中华结核和呼吸杂志，2016，39（4）：253-279.

[3] 顾雪，王媛，王莉 . 小儿呼吸道支原体反复感染的流行病学分析 [J]. 中国卫生产业，2014，11（03）：137-138.

[4] 中国医师协会急诊医师分会 . 大环内酯类抗菌药物急诊成人及儿童临床应用指导意见 [J]. 中国急救医学，2020，40（11）：1036-1046.

[5] 刘圣，沈爱宗，唐丽琴 . 静脉用药物临床应用指导 [M]. 北京：人民卫生出版社，2021，12：519.